AF454806

NOUVEAU TRAITÉ

DES

POISONS ET DES CONTRE-POISONS

RENFERMANT LES MEILLEURES MANIÈRES

DE TRAITER LES INDIVIDUS EMPOISONNÉS, MORDUS, PIQUÉS ET ASPHYXIÉS,

Dédié à son ami Félix SOÜEL,

PAR A. TESSON.

PARIS
IMPRIMERIE DE L. MARTINET,
RUE MIGNON, 2.

1861

NOUVEAU TRAITÉ

DES

POISONS ET DES CONTRE-POISONS

CHAPITRE PREMIER.

SOINS GÉNÉRAUX A DONNER AUX PERSONNES EMPOISONNÉES.

S'il y a peu de temps que le poison est avalé, il se trouve dans le conduit alimentaire, et alors se présentent deux indications importantes : ou il faut l'expulser par les voies digestives, ou combiner le poison avec une substance qui neutralise les propriétés vénéneuses. Après avoir satisfait avec le plus de promptitude à l'une ou à l'autre de ces indications, il faut ensuite combattre tous les symptômes généraux qui résultent de la perturbation causée par le poison sur l'économie animale.

Si, au contraire, le poison a été avalé depuis longtemps, si des vomissements ou des selles ont eu lieu, il est à peu près certain que les parties vénéneuses en excès ont été expulsées, et il serait également dangereux d'administrer un vomitif, ou de chercher à décomposer le poison par un antidote: il faut se borner alors à l'emploi des moyens généraux. La saignée, les sangsues, les calmants, les émollients, pourront apaiser le mal, si le désordre est modéré ; mais ils seront sans résultat utile, si le poison est énergique, s'il a été avalé depuis longtemps et en grande quantité.

L'expulsion de la partie vénéneuse par les vomissements est un puissant moyen de salut, si l'on en fait un prompt et intelligent usage. On peut déterminer les vomissements au moyen de l'émétique dans le cas où le poison n'est ni âcre, ni corrosif ; dans le cas contraire, on gorge l'estomac d'eau tiède et de boissons adoucissantes, également tièdes, qui ont le privilége d'étendre ou de délayer le poison, de diminuer l'intensité de son action, et de déterminer en même temps les vomissements.

Si les vomissements ne suivaient pas l'ingestion abondante de ces liquides tièdes dans l'estomac, on déterminerait très utilement ces vomissements en portant les doigts dans le fond de la bouche. Ces derniers moyens pourront toujours s'employer, même lorsque l'émétique serait avantageux, et surtout lorsque l'on ne pourrait que difficilement recourir à ce vomitif sans perdre un temps précieux.

CHAPITRE II.

EMPOISONNEMENT PAR LES ACIDES.

Les moyens curatifs étant tous les mêmes pour les empoisonnements par les acides, nous énumérerons d'abord les principaux acides par rang d'intensité sur l'économie animale, et nous indiquerons ensuite les moyens de combattre ces divers empoisonnements.

Ces acides sont, par ordre d'intensité :

Acide azotique (eau forte). — *Acide sulfurique* (huile de vitriol). — *Acide chloroazotique* (eau régale). — *Acide chlorhydrique* (acide muriatique). — *Acide acétique* (vinaigre radical). — ***Bleu en liqueur*** (c'est de l'acide sulfurique qui tient du bleu en dissolution). — *Eau de Javelle* (hypochlorite de potasse dans l'eau).

Symptômes de l'empoisonnement par les acides.

Celui qui a avalé une certaine quantité d'acide concentré éprouve une chaleur dévorante dans la bouche, dans la gorge, dans l'œsophage (1) et dans l'estomac ; les vomissements suivent bientôt. Ces vomissements varient de couleur : ils sont jaunâtres, noirâtres, quelquefois mêlés de sang ; ils sont âcres, brûlants et bouillonnent sur le carreau ; il se manifeste des hoquets, et bientôt

(1) L'œsophage est un long tube qui descend du cou dans l'estomac, en passant derrière le cœur et les poumons.

des selles copieuses plus ou moins mêlées de sang ; le malade ressent en même temps des douleurs atroces dans l'estomac et dans les intestins ; ces douleurs se répandent dans tout le corps. La soif devient de plus en plus ardente. La boisson augmente les douleurs en provoquant les vomissements ; le pouls est fréquent et dur : le corps se couvre de sueurs froides ; il survient des mouvements convulsifs ; le visage pâlit et se plombe. Le malade conserve le plus souvent l'usage de ses facultés intellectuelles. Une toux fatigante vient ajouter à son anxiété ; sa voix s'altère, ses membres se contractent ; et selon que l'acide avalé est plus ou moins concentré, ou a été pris en plus grande quantité, la mort peut arriver au bout de quelques heures, ou après douze, quinze, dix-huit heures, ou même après plusieurs jours de souffrances.

Traitement de l'empoisonnement par les acides.

L'antidote par excellence des acides, c'est la magnésie, mais il faut l'administrer avec célérité, car tout le succès dépend de la promptitude des secours. A cet effet, on délayera dans un litre d'eau une bonne cuillerée à bouche, c'est-à-dire environ 30 grammes de magnésie bien calcinée, et l'on administrera ce remède par verre de minute en minute ; on continuera ainsi tant que les vomissements seront acides. A défaut de magnésie, il faudrait administrer de la même manière de l'eau, dans chaque litre de laquelle on aurait fait dissoudre de 15 à 20 grammes de savon ordinaire. Si ces moyens manquaient, on donnerait de l'huile d'olive ou d'amandes douces, de l'eau pure ou coupée avec du lait ou mêlée avec des blancs d'œufs battus, de l'eau de guimauve, de lin, etc..., mais toujours en grande abondance. En même temps que ces boissons seront prodiguées par le haut, elles seront aussi administrées en lavement. — Disons ici que, dans le cas d'un empoisonnement par les acides, comme dans tous les autres cas, il faudra toujours appeler au plus vite un médecin pour le traitement consécutif ; c'est-à-dire celui qui sait l'emploi du contre-poison, lui seul pourra donner au malade les soins que réclamera sa position plus ou moins critique.

CHAPITRE III.

EMPOISONNEMENT PAR LES ALCALIS.

Voici les poisons alcalins rangés par ordre d'intensité vénéneuse sur l'économie animale :

Ammoniaque (alcali volatil). — *Potasse caustique* (pierre à cautère). — *Soude caustique*. — *Chaux vive*. — *Sous-carbonate de potasse* (sel de tartre). — *Sous-carbonate de soude* (lessive de savonnier). — *Lait de chaux*.

Les poisons alcalins agissent sur l'économie animale avec une énergie non moins destructive que celle des acides, et réclament des soins aussi prompts, aussi intelligents.

On distingue la présence de l'alcali à la saveur âcre et résineuse éprouvée par le malade, à ce que la matière des vomissements ne bouillonne pas sur le carreau, à ce qu'elle ramène au bleu le papier de tournesol rougi par un acide, et verdit le sirop de violette.

Traitement de l'empoisonnement par les alcalis.

Si l'empoisonnement est récent, il faut employer une substance qui se combine avec les alcalis, et forme avec eux des composés sans action sur l'économie animale. Ce problème est heureusement résolu par l'emploi du vinaigre et du jus de citron, qui sont les antidotes des poisons alcalins. On les administre de la manière suivante : dans chaque verre d'eau on verse une cuillerée de vinaigre, ou de jus de citron, et l'on continue cette boisson acide à des intervalles très rapprochés, jusqu'à ce que les vomissements ne soient plus alcalins.

Si l'alcali est concentré, et s'il a été pris depuis longtemps, il restera peu d'espoir de salut pour le malade ; on lui administrera toutefois des boissons adoucissantes, quoiqu'elles doivent être probablement sans succès.

Dans ces sortes d'empoisonnements, comme pour les empoisonnements par les acides, on s'abstiendra de donner de l'émétique, qui ajouterait encore à la trop grande gravité du mal, et l'on se contentera d'exciter les vomissements au moyen des boissons acides prises en grande abondance, et au moyen de l'introduction des doigts dans la bouche, en chatouillant la luette.

CHAPITRE IV.

EMPOISONNEMENT PAR LES SUBSTANCES IRRITANTES, QUI NE SONT NI ACIDES NI ALCALINES.

Voici ces principales substances :

Bichlorure de mercure (sublimé corrosif). — Les autres préparations mercurielles (cyanure, sulfure, azotate, etc...). — *Acide arsénieux* (arsenic blanc, mort-aux-rats). — Tous les autres composés arsenicaux (*réalgar*, *orpiment*, *arsénite de cuivre*, etc...) — *Vert-de-gris.* — Les autres *sels* (1) *de cuivre* (sulfate, acétate, azotate, chlorure, etc...). — *Tartrate d'antimoine et de potasse* (émétique). — *Chlorure d'antimoine* (beurre d'antimoine). — Tous les *sels d'étain* (azotate, chlorure, sulfate, etc...) — Les *sels d'or* (chlorure, sulfate, azotate, etc...). — Les *sels de bismuth* (azotate, chlorure, sulfate, etc...). — Les *sels de zinc.* — L'*azotate d'argent* (pierre infernale).

Tous ces poisons ont une saveur âcre et comme métallique. Ceux qui ont avalé de ces poisons éprouvent un resserrement particulier à la gorge. Les douleurs suivent bientôt ; elles se manifestent dans le gosier, l'estomac et les intestins ; bientôt succèdent les vomissements. A ces symptômes se joignent des rapports fréquents et d'une fétidité insupportable, le hoquet, et la difficulté de respirer. Le pouls, d'abord accéléré, devient serré et petit ; parfois il est inégal et intermittent. Une soif inextinguible tourmente le malade ; les boissons sont rejetées avec de douloureux efforts.

Les poisons indiqués ci-dessus n'ayant pas le même antidote, nous devons distinguer plusieurs catégories.

(1) On appelle *sel* toute combinaison d'un acide avec une base.

PREMIÈRE SÉRIE.

Bichlorure de mercure et autres sels mercuriels.

Le *sublimé corrosif* ou *deutochlorure de mercure* est, de toutes les préparations mercurielles, celle qui donne le plus souvent lieu à des accidents fâcheux.

Le contre-poison de tous les sels mercuriels est l'albumine (blanc d'œuf). — Pour l'employer, on délayera quatre ou cinq blancs d'œufs dans chaque litre d'eau froide ; on administrera ce liquide albumineux par verre à des distances très rapprochées, et l'on provoquera les vomissements, s'il est nécessaire, en portant les doigts au fond de la bouche ; en même temps on prescrira des lavements avec l'eau et les blancs d'œufs.

Si l'on n'avait pas d'œufs à sa disposition, on aurait recours au lait, à l'eau gommée, ou même à l'eau pure ou sucrée tiède.

Lorsqu'on jugera que le poison aura été neutralisé par l'antidote, ou expulsé par les vomissements, on donnera des boissons adoucissantes.

DEUXIÈME SÉRIE.

Préparations arsenicales.

Les personnes empoisonnées sentent que la partie vénéneuse qu'ils ont absorbée va porter son action sur le cœur et sur le système nerveux, et c'est de là que proviennent des palpitations, des délires, des syncopes, des douleurs dans les membres qui vont même jusqu'à les paralyser. La mort peut arriver au bout de quelques heures ; le plus souvent elle arrive au bout de quelques jours.

Voici, par ordre d'intensité vénéneuse, les principales préparations arsenicales :

Acide arsénieux (mort-aux-rats, arsenic blanc). — *Arséniate de soude.* — *Arséniate de potasse.* — *Sulfure d'arsenic jaune* (orpiment). — *Sulfure d'arsenic rouge* (réalgar). — *Oxyde noir d'arsenic* (poudre aux mouches). — *Pâte arsenicale de Rousselot.* — *Pâte arsenicale du frère Côme.* — *Savon de Récœur* (dont se servent les empailleurs).

Il n'est pas d'antidote plus efficace contre les préparations arsenicales que l'hydrate de sesquioxyde de fer ; mais ce remède, pour opérer son effet, doit toujours être administré humide et récemment préparé : c'est la condition essentielle du succès. Si donc on manque des moyens nécessaires à la préparation de cet hydrate, ou pendant qu'on fera préparer ce contre-poison, on se hâtera d'administrer de l'eau tiède ou même froide en quantité, de manière à provoquer des vomissements considérables ; on remplacera cette eau par une décoction de racine de guimauve ou de graine de lin, dont on fera boire une grande quantité au malade. Le recours à l'antidote ne serait pas inutile, même après une heure d'empoisonnement. L'action délétère de l'arsenic a lieu spécialement sur le cœur, comme nous venons de le dire précédemment.

TROISIÈME SÉRIE.

Préparations cuivreuses.

(Vert-de-gris, acétate de cuivre, azotate de cuivre, sulfate de cuivre, etc.)

Toutes les préparations de cuivre sont des poisons. L'antidote est le blanc d'œuf ; on l'administre comme dans le cas d'empoisonnement par le sel de mercure.

QUATRIÈME SÉRIE.

Poisons antimoniaux.

Voici ces poisons, par ordre d'intensité vénéneuse :

Chlorure d'antimoine (beurre d'antimoine). — *Tartrate d'antimoine et de potasse* (émétique). — *Kermès minéral.* — *Soufre doré d'antimoine.* — *Vin antimonié.*

Le beurre d'antimoine est un poison si violent, que, pris pur et en notable quantité, il perfore instantanément les organes et ne laisse pas même le temps de recourir à l'antidote. Il en est autrement si ce poison a été mêlé avec des aliments ou des liquides ; car alors il a perdu son énergie, et il rentre dans la classe des autres poisons antimoniaux.

Les contre-poisons des préparations antimoniales indiquées ci-dessus sont les décoctions de noix de galle, de quinquina ou de tan. On les administre par verre à des intervalles très rapprochés; il sera aussi très utile de provoquer des vomissements au moyen d'eau tiède que l'on fera boire au malade.

CINQUIÈME SÉRIE.

Sels d'étain, de bismuth, d'or et de zinc.

Le lait étendu d'eau, pris en grande quantité, paraît être le meilleur moyen à employer contre l'empoisonnement par les sels d'étain. Pour les empoisonnements par les sels de bismuth, d'or et de zinc, le traitement est le même que celui qu'on emploie contre les préparations arsenicales.

SIXIÈME SÉRIE.

Sels d'argent.

Voici le nom des sels vénéneux d'argent :

Azotate d'argent cristallisé. — *Azotate d'argent fondu* (pierre infernale). — *Ammoniure d'argent* (argent fulminant).

Dans le cas d'un empoisonnement par l'une de ces substances, on s'empresse de faire boire au malade une grande quantité d'eau légèrement salée. Le sel de cuisine neutralise le poison en formant un chlorure tout à fait insoluble.

SEPTIÈME SÉRIE.

Empoisonnement par l'azotate de potasse (salpêtre).

Ce sel, étant pris en grande quantité, peut déterminer la mort, s'il n'est rejeté de l'estomac par le vomissement.

Le traitement en ce cas est le même que pour celui de l'arsenic (voy. deuxième série, page 8.)

HUITIÈME SÉRIE.

Empoisonnement par le chlorhydrate d'ammoniaque (sel ammoniac).

Quand une personne sera empoisonnée par le sel ammoniac, on se hâtera de provoquer des vomissements au moyen d'eau tiède sucrée et par l'introduction des doigts au fond de la bouche ; on administrera ensuite des boissons émollientes ou légèrement opiacées.

NEUVIÈME SÉRIE.

Empoisonnement par le persulfure de potassium (foie de soufre).

Les vomissements prompts et abondants sont le seul remède contre cet empoisonnement ; on les déterminera par l'ingestion d'une grande quantité d'eau et par l'introduction des doigts dans la bouche ; on administrera ensuite une boisson mucilagineuse, telle que l'eau de lin.

DIXIÈME SÉRIE.

Empoisonnement par la baryte et les autres composés du baryum.

Les composés solubles du baryum sont très vénéneux. Le plus efficace des contre-poisons à administrer dans ce cas, c'est la solution aqueuse de sulfate de soude ou de sulfate de magnésie, à la dose de 10 à 12 grammes de l'un de ces sels par litre d'eau.

A défaut de ce contre-poison, on pourra administrer avec le plus grand succès de l'eau chargée d'un peu de sulfate de chaux, comme de l'eau de certains puits, ou de l'eau dans laquelle on aurait agité du plâtre. Dans tous ces cas, le poison sera neutralisé en donnant lieu à la formation d'un sulfate de baryte qui est tout à fait insoluble, et, par conséquent, incapable de nuire.

ONZIÈME SÉRIE.

Empoisonnement par le phosphore et les préparations phosphoriques.

Voici les préparations vénéneuses du phosphore :

Acide phosphorique. — Phosphore dissous dans l'huile. — Phosphore dissous dans l'éther. — Phosphore pur.

L'empoisonnement par l'acide phosphorique, aussi bien que par le phosphore dissous dans l'huile ou dans l'éther, doit se traiter comme l'empoisonnement par les acides forts (voy. chapitre II, page 4).

Quant à l'empoisonnement par le phosphore pur, nous devons dire que l'effet sera médiocre si l'estomac contient beaucoup d'aliments ou de liquides, et au contraire il sera très intense si l'estomac est vide. Dans tous les cas, on devra faire boire de l'eau en quantité et exciter des vomissements pour expulser le phosphore: à cet effet, il faudra donner immédiatement un grain d'émétique dissous dans un demi-verre d'eau, ou encore en mettant 50 grammes de sel marin dans un litre d'eau et en faisant boire cette eau, ou encore en chatouillant la luette. Après l'emploi de ces moyens, et dans le cas où le patient a déjà beaucoup vomi, on aura recours aux blancs d'œufs battus dans l'eau, ou à toute autre boisson émolliente.

Il faut bien se garder d'employer de l'huile, qui dissout le phosphore et rend les effets encore plus désastreux.

DOUZIÈME SÉRIE.

Empoisonnement par les cantharides et les substances cantharidées.

Il faut mentionner ici les *cantharides*, les *teintures de cantharides* et les *bambous cantharidés*.

Ces préparations introduites dans l'estomac peuvent donner lieu à des accidents graves, et quelquefois mortels. L'empoisonnement peut aussi se produire par une application externe.

On ne connaît pas encore d'antidote contre les cantharides. Il faudra donc se borner à faire boire au malade de l'eau pure ou du lait mêlé d'eau, des décoctions émollientes et mucilagineuses ; on injectera dans le rectum (1) des liquides mucilagineux, tels que l'eau de guimauve ou de lin ; on frictionnera le ventre et les membres avec de l'huile camphrée, et lorsque le malade aura rendu par vomissement le poison que l'estomac pouvait contenir, on le mettra au bain pendant une heure ou deux.

Si le poison a été absorbé par la peau, on ne cherchera point à exciter les vomissements ; on suivra toutefois les autres indications données pour le premier cas.

(1) C'est dans le rectum que les résidus de chaque digestion s'accumulent, et y séjournent jusqu'à ce que leur quantité et l'irritation qui en résulte avertissent de les déposer.

TREIZIÈME SÉRIE.

Empoisonnement par le plomb.

Les préparations vénéneuses de plomb sont : l'*acétate de plomb liquide* (extrait de Saturne). — Le *carbonate de plomb* (blanc de céruse). — Le *protoxyde de plomb* (litharge). — Les *émanations de plomb* ou *saturnines*. — Le *minium*.

Le plomb métallique n'est pas vénéneux, mais son contact avec des éléments acides peut déterminer la formation de sels capables d'empoisonner.

Les contre-poisons sont les mêmes que pour la baryte (voy. dixième série, page 11) ; c'est-à-dire qu'on emploie le sulfate de soude et le sulfate de magnésie, etc....

CHAPITRE V.

POISONS ORGANIQUES.

Nous diviserons ces poisons en plusieurs catégories, et comme il suit :

PREMIÈRE SÉRIE.

Poisons irritants.

Voici le nom des principaux poisons irritants :

Les différentes *euphorbes*. — La *gomme-gutte*. — La *sabine*.

Il n'y a pas d'antidote contre ces poisons ; on devra se contenter de les combattre par des vomissements amenés par des boissons, surtout par celle d'eau tiède, mais jamais, dans ce cas, par l'émétique, qui ajouterait certainement au mal.

DEUXIÈME SÉRIE.

Poisons narcotiques.

Voici plusieurs de ces poisons rangés par ordre d'intensité vénéneuse :

L'*acide cyanhydrique* ou *prussique*. — La *morphine*. — L'*opium*. — La *jusquiame*.

Il n'est pas ici question de l'acide cyanhydrique pur, car il tue instantanément, il foudroie ; il ne peut donc s'agir que de cet acide étendu ou de celui qu'on rencontre dans le laurier-cerise.

Contre les poisons que nous venons de nommer, on ne connaît point d'antidote efficace ; alors il faut recourir aux vomissements déterminés par de l'eau émétisée, c'est-à-dire qui renferme trois grains d'émétique par litre, et l'introduction des doigts dans la bouche. Lorsqu'on s'est assuré que la totalité du poison a été expulsée, il faut administrer au malade des boissons acidulées avec du vinaigre ou du jus de citron, et alterner ces boissons avec une infusion de café très forte ; en même temps on frictionne avec de la flanelle, ou, si le corps conserve assez de chaleur, avec une éponge imbibée de vinaigre. Ces derniers moyens sont destinés à combattre la torpeur qui résulte de l'action partielle du poison, et qui pourrait encore s'accroître et déterminer la mort.

TROISIÈME SÉRIE.

Champignons (1).

Rappelons-nous ce dicton qui est très juste : « *En fait de champignons, les meilleurs ne valent rien.* »

Le premier remède à administrer, est l'émétique à la dose de quatre à cinq grains. Si ce remède ne fait pas rendre de matières au malade, il faudra recourir à un purgatif, tel que le sulfate de soude ou l'huile de ricin (environ 45 grains) pour chasser le poison qui pourrait séjourner dans les intestins. Si le malade vomit ce médicament par suite de l'introduction antérieure de l'émétique, on aura recours à un lavement purgatif, On combat ensuite le narcotisme par des boissons acidulées, comme la limonade, ou l'éther, mais ce dernier ne doit être employé qu'autant qu'on a la certitude que le poison a été complétement chassé de l'estomac.

On peut encore procéder de la manière suivante :

Ce qui convient dans ces sortes d'empoisonnements, avant toute chose, c'est de faire rejeter le poison ; il faut y aider si le vomissement s'est déclaré de lui-même, et le provoquer par l'émétique s'il n'a pas eu lieu. On ne doit pas craindre de faire prendre au malade 1 ou 2 décigrammes (de deux à quatre grains) d'émétique dans un demi-verre d'eau, en deux ou trois fois, à dix minutes

(1) Il faut se défier, en général, des champignons qui ont une teinte rouge et brillante, de ceux qui contiennent un suc laiteux et dont le goût est amer et astringent.

d'intervalle. L'émétique n'agissant plus, on aura recours à un autre vomitif plus énergique, le sulfate de zinc par exemple, à la dose de 50 à 75 centigrammes dans un demi-verre d'eau. Enfin, on a aussi proposé un lavement fait avec la décoction de 15 grammes de tabac dans 500 grammes d'eau ; c'est là un remède violent, dangereux et que nous ne conseillons pas d'essayer. Quand les matières contenues dans l'estomac sont rejetées, ou quand il s'est écoulé quinze à vingt heures depuis le repas, on doit poursuivre les champignons dans l'intestin à l'aide des purgatifs, huile de ricin, lavements très fortement purgatifs, etc. Quand on sera sûr d'avoir expulsé toute la substance nuisible, on pourra avoir recours à l'eau vinaigrée en boisson. Mais il faut se rappeler que l'eau vinaigrée, salée, dissout le principe vénéneux des champignons, et que donner ces liquides quand il y a encore des champignons dans l'estomac, c'est activer l'empoisonnement. On préférera l'emploi de l'eau sucrée fortement éthérée (une cuillerée à bouche d'éther pour un verre d'eau).

Il y a ici quelques différences importantes à signaler :

1° Si les douleurs de ventre sont très intenses, la langue sèche, haletante, la soif ardente, etc., alors il faut de la limonade ou toute autre boisson émolliente et des cataplasmes sur le ventre.

2° Si ce sont des symptômes nerveux qui prédominent, s'il y a des convulsions, c'est alors l'éther qui convient.

3° S'il y a défaillance, des sueurs froides, il faut réchauffer le malade, lui donner des boissons stimulantes (thé, café, punch, etc.), à peu près comme dans la période algide du choléra.

QUATRIÈME SÉRIE.

Empoisonnement par la noix vomique. — Fausse angusture. — Brucine. — Fève de Saint-Ignace. — Coque du Levant. — Camphre.

Il n'y a pas d'antidote connu pour ces substances délétères. Le traitement consistera alors à administrer instantanément l'émétique, et à favoriser les vomissements à la manière ordinaire.

Il faudra aussi veiller à l'entretien de la respiration du malade, car dans ces sortes d'empoisonnements, la trachée-artère se trouve comprimée au point de faire craindre une asphyxie ; alors on insufflera de l'air dans les poumons au moyen d'un soufflet dont le tuyau sera placé dans l'une des narines, l'autre étant tenue fermée, ainsi que la bouche. En même temps on administrera par cuillerée, et de dix en dix minutes, une potion composée comme il suit : eau, 60 grammes; sirop de sucre, 15 grammes; éther, 4 grammes; essence de térébenthine, 4 grammes.

CINQUIÈME SÉRIE.

Empoisonnement par le tabac. — Belladone. — Datura stramonium. — Rue. — Grande et petite ciguë. — Aconit (casque de Minerve). — Ellébore.

Pour tous ces cas d'empoisonnement contre lesquels on ne connaît pas d'antidote, on administrera l'émétique; et si le poison est avalé depuis longtemps, on administrera des purgatifs (sulfate de soude ou de magnésie, huile de ricin, etc.). Après que les évacuations auraient eu lieu par haut et par bas, si le malade paraissait assoupi, on aurait recours à la saignée, et on lui ferait boire de l'eau vinaigrée, si l'on avait l'assurance que le poison a été rejeté. Le reste du traitement est le même que pour l'empoisonnement par l'opium (voyez page 13, deuxième série).

SIXIÈME SÉRIE.

Empoisonnement par le seigle ergoté.

[C'est du seigle ordinaire qui, par l'effet d'une maladie, s'allonge ou se courbe en forme d'éperon ou d'ergot (1).]

L'effet de ce poison se manifeste d'abord par une douleur très vive et une chaleur intolérable aux orteils; la douleur monte progressivement, s'empare du pied, et gagne la jambe.

Le froid succède bientôt à la chaleur; des taches violettes et des ampoules se produisent; la gangrène se montre et monte jusqu'aux genoux; la jambe se détache de l'articulation et laisse voir une plaie vermeille qui se ferme avec facilité. Pour le traitement, si la maladie est légère, on se contentera de donner de l'eau vinaigrée, ou du jus de citron étendu d'eau. Si, au contraire, les douleurs sont intenses, on placera le malade dans un lit bien propre dont on renouvellera les couvertures, et alors, si l'on est bien sûr de la cause de l'empoisonnement, on fera vomir le malade au moyen d'une dose minime d'ipécacuanha.

Si le malade ressent du froid dans les jambes et de l'engour-

(1) On reconnaît la présence de l'ergot dans le pain, en ce que cette matière offre çà et là des taches violettes.

dissement, on lui fera prendre des bains de jambes, aromatiques; en même temps on administrera par verre une forte décoction de quinquina; on pansera aussi les parties gangrenées avec du quinquina en poudre, et du vin animé avec de l'eau-de-vie camphrée.

CHAPITRE VI.

PIÈCES DE MONNAIE AVALÉES.

Pour hâter l'expulsion de ces corps étrangers, il faudra bien se garder d'avoir recours aux vomitifs, dont les effets seraient des plus pénibles, mais on administrera des purgatifs, et plus spécialement de la magnésie.

CHAPITRE VII.

IVRESSE.

Lorsqu'une personne est ivre, on la place dans un lit, de manière que la tête soit nue et élevée ; on s'efforce alors de faire régner autour d'elle le calme et le silence afin de provoquer le sommeil.

Si, par suite de plusieurs circonstances imprévues, l'ivresse était très forte, on fera vomir le malade, soit en titillant la luette, ou à l'aide de 5 à 10 centigrammes d'émétique, puis on administrera quelques tasses d'une infusion de café sucré, ou bien un verre d'eau sucrée dans lequel on aura ajouté de douze à quinze gouttes d'ammoniaque. On pourra faire respirer à distance un flacon d'ammoniaque, mais cela est très dangereux. — On peut aussi administrer du thé léger, tiède et sans sucre pour faire vomir, puis après les évacuations, la même infusion, chaude, sucrée et aiguisée d'un peu de citron ou de quelques gouttes d'ammoniaque par tasse. — Si l'ivresse est à son comble, on applique des sangsues derrière les oreilles, ou l'on a recours à une saignée ; mais c'est au médecin à en juger.

L'état de malaise et de dégoût qui suit ordinairement l'ivresse se dissipe en vingt-quatre ou quarante-huit heures, par la diète, les boissons délayantes, thé léger, limonade, etc.

POISONS GAZEUX PRODUISANT L'ASPHYXIE.

Nous diviserons ces poisons en deux séries.

PREMIÈRE SÉRIE.

Asphyxie par la vapeur de charbon (acide carbonique).

Quand on entre dans le local où l'asphyxie a eu lieu, il faut, avant tout, ouvrir largement portes et fenêtres, de manière à renouveler promptement l'air environnant; après cela, il faut porter le malade dans un endroit vaste et aéré, sans craindre le froid, qui est dans ce cas plus favorable que nuisible ; on le déshabille et on le place sur un lit non bassiné, de manière que la tête et la poitrine soient un peu élevées. Si l'asphyxié peut avaler, on lui fera boire de l'eau vinaigrée, et cela par cuillerées; on pourra aussi lui faire boire en place de l'eau acidulée avec du jus de citron, et de la même manière. On donnera aussi au malade un lavement à l'eau froide tenant en dissolution une petite poignée de chlorure de sodium ou sel de cuisine.

Il sera souvent très utile de faire une saignée, si le visage était rouge ou noirâtre. On fera en même temps des frictions sur les membres ou sur l'épine dorsale, au moyen d'un linge imbibé d'eau vinaigrée, puis avec une flanelle sèche. On sollicitera le jeu des poumons en pratiquant alternativement des compressions légères sur la poitrine et des insufflations d'air ménagées, au moyen d'un soufflet. Tous ces secours doivent être administrés avec promptitude et dans l'ordre que nous venons d'indiquer ci-dessus.

Il ne faut pas facilement perdre l'espoir de réussir; on a vu souvent des asphyxiés revenir à la vie après six heures de mort apparente. Ce que nous venons de dire pour la vapeur de charbon s'applique egalement aux asphyxies produites par la vapeur des fours à chaux, par la vapeur des cuves de raisin, de vin, de bière, ou d'autres liqueurs en fermentation ; car dans tous ces cas c'est le même gaz (acide carbonique) qui produit l'asphyxie.

On procéderait de la même manière lors de l'empoisonnement qui proviendrait de l'air corrompu par la respiration dans des pièces trop chaudes ou trop longtemps fermées.

DEUXIÈME SÉRIE.

Asphyxie par l'acide sulfhydrique (hydrogène sulfuré)

Ce gaz se produit abondamment dans les fosses d'aisances; il cause l'asphyxie la plus soudaine et la plus terrible de toutes. L'asphyxié étant retiré de la fosse, on le transportera au grand air; si alors, par un heureux hasard, on pouvait se procurer du chlore, il suffirait d'en faire respirer au malade une très petite quantité pour le rappeler à la vie, mais presque toujours ce moyen sera impraticable. On se servira donc, à ce défaut, de chlorure de soude ou de chaux, si l'on peut s'en procurer sur-le-champ. Si ce moyen manquait encore, on ferait des aspersions vinaigrées sur le corps du malade, et on le frictionnerait avec une brosse. Si le malade avait avalé de l'eau de la fosse, on se hâterait de le faire vomir au moyen d'émétique, dont deux grains seraient dissous dans quelques cuillerées d'eau, et successivement administrées au malade.

Si tous ces moyens demeuraient sans résultat, si la face du malade était rouge, une saignée au bras conviendrait très bien ; enfin, si l'on ne réussissait pas encore, on aurait recours aux sinapismes et aux vésicatoires appliqués aux jambes.

PIQURES DES ABEILLES
DES SERPENTS
MORSURES DES ANIMAUX ENRAGÉS.

Nous allons diviser ces divers sujets en trois séries différentes.

PREMIÈRE SÉRIE.

Piqûres des abeilles, frelons, guêpes.

Pour ces sortes de piqûres, des lotions d'eau fraîche et pure ou vinaigrée suffisent ordinairement. Voici une autre méthode à suivre pour ces diverses piqûres.

Lorsque l'on a été piqué par une abeille, il faut immédiatement et sans retard presser la chair autour de l'endroit blessé, pour en faire sortir l'aiguillon et la gouttelette de venin qu'il a déposée dans la plaie ; on touchera ensuite la plaie avec un peu d'ammoniaque étendue, si l'on en a à sa disposition, puis on appliquera sur la plaie une compresse trempée dans de l'eau froide.

A défaut d'alcali, il paraît qu'on peut employer avec succès de la terre délayée avec de la salive ; on l'appliquera sur la plaie en frottant assez fortement pendant quelques minutes.

DEUXIÈME SÉRIE.

Piqûres des vipères, couleuvres, serpents.

La première chose à faire lorsque l'on a été mordu par un des reptiles désignés ci-dessus, c'est d'empêcher le passage du venin dans la circulation, et, pour cela, il faut établir au-dessus de la morsure, c'est-à-dire entre la partie blessée et le cœur, une compression, soit avec un cordon ou un ruban, qu'il faut alors appuyer alentour. Un verre, un vase quelconque, serviraient très bien pour cette compression circulaire.

Si on le peut, on agrandira la plaie avec un canif ou un rasoir, et on la sucera, pourvu que l'on n'ait pas d'écorchures aux lèvres ou à la langue, et qu'on ait la précaution de cracher à chaque succion, et de se rincer soigneusement la bouche avec de l'eau vinaigrée ou alcoolisée, ou additionnée de chlorure de soude ou d'eau de Javelle, après l'opération.

— Outre ces moyens, il faut cautériser les plaies. Après les avoir agrandies avec l'instrument tranchant, on les brûle bien exactement avec un clou ou un couteau rougi au feu ; on peut aussi y introduire des brins de charpie imbibés d'ammoniaque pure, d'eau forte, d'huile de vitriol ou de tout autre caustique liquide. Après la cautérisation, on appliquera des compresses trempées dans l'eau fortement vinaigrée ou animée avec de l'eau-de-vie simple ou camphrée, de l'eau de Cologne, de l'ammoniaque. — Le blessé sera mis au lit ; on s'efforcera de le réchauffer au moyen de boissons chaudes et légèrement stimulantes : thé, punch léger, vin chaud, infusion de tilleul avec quatre ou cinq gouttes d'ammoniaque par tasse, etc.... Quand viennent les vomissements, on donne du bon vin par cuillerée, afin qu'il ne soit pas rejeté.

TROISIÈME SÉRIE.

Morsures d'animaux enragés.

Il faut, avant tout, faire une ligature circulaire au-dessus de la plaie, lorsqu'il s'agit d'un doigt ou d'un membre ; puis il faut laver et exprimer fortement la morsure : une ventouse serait excellente. On lave de nouveau la plaie, on l'essuie avec un linge fin, après quoi on y applique le caustique qu'on a sous la main, et de préférence un fer rougi au feu, et enfin on retire la ligature.

On pourra aussi, comme dans le cas précédent, faire usage d'ammoniaque concentrée pour l'intérieur, et très étendue pour l'extérieur.

PHARMACIE DE CAMPAGNE.

Voici la liste des principaux médicaments employés dans les différentes sortes d'empoisonnements dont nous venons de traiter, avec les prix auxquels on peut se les procurer chez les pharmaciens :

Alcool camphré, la bouteille.	2 f.	75 c.
Ammoniaque liquide (alcali volatil), 60 grammes.	»	50
Chlorure de chaux sec, la bouteille.	2	»
Eau-de-vie camphrée, la bouteille.	2	»
Émétique, 10 grammes.	10	»
Éther sulfurique, 40 grammes.	2	»
Farine de graine de lin, 1 kilogramme.	1	»
Farine de moutarde, 1 kilogramme.	1	20
Graine de lin, 500 grammes.	»	40
Huile de ricin, 30 grammes.	»	60
Ipécacuanha, 8 doses.	2	»
Magnésie calcinée, le flacon.	3	25
Pierre infernale, 8 grammes.	2	»
Ecorce de quinquina, 100 grammes.	3	50
Quinquina en poudre, 250 grammes.	12	50
Sangsues, la pièce.	»	25
Sulfate de magnésie, 60 grammes.	»	50
Tannin purifié, 2 grammes.	1	»
Vin de quinquina, la bouteille.	4	»

Nous allons donner ici l'adresse de plusieurs pharmaciens chez lesquels on pourra trouver ces divers médicaments.

MM. Jacquelin, à Vassy (Haute-Marne).
Gage (Paul), rue de Grenelle-Saint-Germain, n° 13, à Paris.
Regnauld, rue Caumartin, n° 45, à Paris.
Rogé, rue Vivienne, n° 12, à Paris.
Colmet, rue Neuve-Saint-Merry, n° 12, à Paris.
Savoye, boulevard Poissonnière, n° 4, à Paris.

TABLE DES MATIÈRES

CONTENUES DANS CET OUVRAGE.

www.ingramcontent.com/pod-product-compliance
Ingram Content Group UK Ltd.
Pitfield, Milton Keynes, MK11 3LW, UK
UKHW021042260726
13994UKWH00005B/2316

9 782329 376738